Dieses Buch gehört:

____

Gericht

Zutaten

Montag

Dienstag

Mittwoch

Donnerstag

Freitag

Samstag

Sonntag

Gericht

Montag

Dienstag

Mittwoch

Donnerstag

Freitag

Samstag

Sonntag

Zutaten

Gericht | Zutaten

Montag

Dienstag

Mittwoch

Donnerstag

Freitag

Samstag

Sonntag

Gericht | Zutaten

Gericht	Zutaten
Montag	
Dienstag	
Mittwoch	
Donnerstag	
Freitag	
Samstag	
Sonntag	

Gericht | Zutaten

Montag

Dienstag

Mittwoch

Donnerstag

Freitag

Samstag

Sonntag

Gericht

Montag

Dienstag

Mittwoch

Donnerstag

Freitag

Samstag

Sonntag

Zutaten

Gericht

<table>
<tr><td>Montag</td></tr>
<tr><td>Dienstag</td></tr>
<tr><td>Mittwoch</td></tr>
<tr><td>Donnerstag</td></tr>
<tr><td>Freitag</td></tr>
<tr><td>Samstag</td></tr>
<tr><td>Sonntag</td></tr>
</table>

Zutaten

Gericht

Zutaten

Montag

Dienstag

Mittwoch

Donnerstag

Freitag

Samstag

Sonntag

Gericht

Montag

Dienstag

Mittwoch

Donnerstag

Freitag

Samstag

Sonntag

Zutaten

Gericht

Montag

Dienstag

Mittwoch

Donnerstag

Freitag

Samstag

Sonntag

Zutaten

Gericht

Montag

Dienstag

Mittwoch

Donnerstag

Freitag

Samstag

Sonntag

Zutaten

Gericht   Zutaten

Montag

Dienstag

Mittwoch

Donnerstag

Freitag

Samstag

Sonntag

Gericht | Zutaten

Montag

Dienstag

Mittwoch

Donnerstag

Freitag

Samstag

Sonntag

Gericht
Zutaten
Montag
Dienstag
Mittwoch
Donnerstag
Freitag
Samstag
Sonntag

Gericht

Montag

Dienstag

Mittwoch

Donnerstag

Freitag

Samstag

Sonntag

Zutaten

Gericht

Zutaten

Montag

Dienstag

Mittwoch

Donnerstag

Freitag

Samstag

Sonntag

Gericht

Zutaten

Montag

Dienstag

Mittwoch

Donnerstag

Freitag

Samstag

Sonntag

Gericht

Zutaten

Montag

Dienstag

Mittwoch

Donnerstag

Freitag

Samstag

Sonntag

Gericht

Montag

Dienstag

Mittwoch

Donnerstag

Freitag

Samstag

Sonntag

Zutaten

Gericht

Montag

Dienstag

Mittwoch

Donnerstag

Freitag

Samstag

Sonntag

Zutaten

Gericht

Montag

Dienstag

Mittwoch

Donnerstag

Freitag

Samstag

Sonntag

Zutaten

Gericht

Zutaten

Montag

Dienstag

Mittwoch

Donnerstag

Freitag

Samstag

Sonntag

Gericht | Zutaten

Montag

Dienstag

Mittwoch

Donnerstag

Freitag

Samstag

Sonntag

Gericht

| Montag |

| Dienstag |

| Mittwoch |

| Donnerstag |

| Freitag |

| Samstag |

| Sonntag |

Zutaten

<table>
<tr><td>

Gericht

</td><td>

Zutaten

</td></tr>
</table>

Montag

Dienstag

Mittwoch

Donnerstag

Freitag

Samstag

Sonntag

Gericht

Montag

Dienstag

Mittwoch

Donnerstag

Freitag

Samstag

Sonntag

Zutaten

<table>
<tr><th>Gericht</th><th>Zutaten</th></tr>
</table>

Montag

Dienstag

Mittwoch

Donnerstag

Freitag

Samstag

Sonntag

Gericht

Montag

Dienstag

Mittwoch

Donnerstag

Freitag

Samstag

Sonntag

Zutaten

Gericht

Montag

Dienstag

Mittwoch

Donnerstag

Freitag

Samstag

Sonntag

Zutaten

Gericht

Montag

Dienstag

Mittwoch

Donnerstag

Freitag

Samstag

Sonntag

Zutaten

Gericht | Zutaten

Montag

Dienstag

Mittwoch

Donnerstag

Freitag

Samstag

Sonntag

Gericht

Zutaten

Montag

Dienstag

Mittwoch

Donnerstag

Freitag

Samstag

Sonntag

Gericht

Zutaten

Montag

Dienstag

Mittwoch

Donnerstag

Freitag

Samstag

Sonntag

Gericht | Zutaten

Montag

Dienstag

Mittwoch

Donnerstag

Freitag

Samstag

Sonntag

Gericht
Zutaten
Montag
Dienstag
Mittwoch
Donnerstag
Freitag
Samstag
Sonntag

Gericht

Montag

Dienstag

Mittwoch

Donnerstag

Freitag

Samstag

Sonntag

Zutaten

Gericht

Montag

Dienstag

Mittwoch

Donnerstag

Freitag

Samstag

Sonntag

Zutaten

Gericht

Montag

Dienstag

Mittwoch

Donnerstag

Freitag

Samstag

Sonntag

Zutaten

Gericht

Montag

Dienstag

Mittwoch

Donnerstag

Freitag

Samstag

Sonntag

Zutaten

Gericht

Montag

Dienstag

Mittwoch

Donnerstag

Freitag

Samstag

Sonntag

Zutaten

Gericht

Zutaten

Montag

Dienstag

Mittwoch

Donnerstag

Freitag

Samstag

Sonntag

<table>
<tr><td align="center">Gericht</td><td align="center">Zutaten</td></tr>
</table>

Montag

Dienstag

Mittwoch

Donnerstag

Freitag

Samstag

Sonntag

<table>
<tr><th>Gericht</th><th>Zutaten</th></tr>
</table>

Montag

Dienstag

Mittwoch

Donnerstag

Freitag

Samstag

Sonntag

Gericht

Montag

Dienstag

Mittwoch

Donnerstag

Freitag

Samstag

Sonntag

Zutaten

Gericht

Montag

Dienstag

Mittwoch

Donnerstag

Freitag

Samstag

Sonntag

Zutaten

Gericht
Zutaten
Montag
Dienstag
Mittwoch
Donnerstag
Freitag
Samstag
Sonntag

Gericht

Montag

Dienstag

Mittwoch

Donnerstag

Freitag

Samstag

Sonntag

Zutaten

<table>
<tr><td>

Gericht

Montag

Dienstag

Mittwoch

Donnerstag

Freitag

Samstag

Sonntag

</td><td>

Zutaten

</td></tr>
</table>

Gericht

Zutaten

Montag

Dienstag

Mittwoch

Donnerstag

Freitag

Samstag

Sonntag

Gericht

Montag

Dienstag

Mittwoch

Donnerstag

Freitag

Samstag

Sonntag

Zutaten

<table>
<tr><td>

Gericht

Montag

Dienstag

Mittwoch

Donnerstag

Freitag

Samstag

Sonntag

</td><td>

Zutaten

</td></tr>
</table>

Gericht

Montag

Dienstag

Mittwoch

Donnerstag

Freitag

Samstag

Sonntag

Zutaten

Gericht | Zutaten

Montag

Dienstag

Mittwoch

Donnerstag

Freitag

Samstag

Sonntag

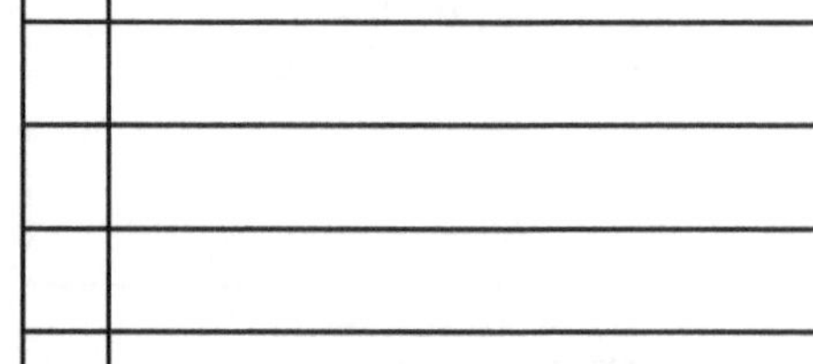

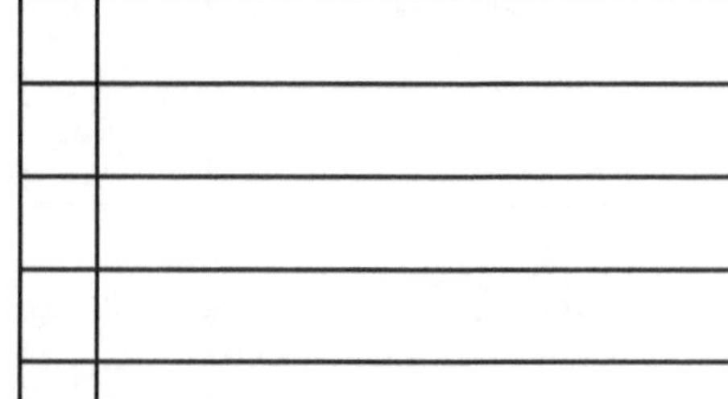

Gericht

Zutaten

| Montag |
| Dienstag |
| Mittwoch |
| Donnerstag |
| Freitag |
| Samstag |
| Sonntag |

Gericht

Zutaten

Montag

Dienstag

Mittwoch

Donnerstag

Freitag

Samstag

Sonntag

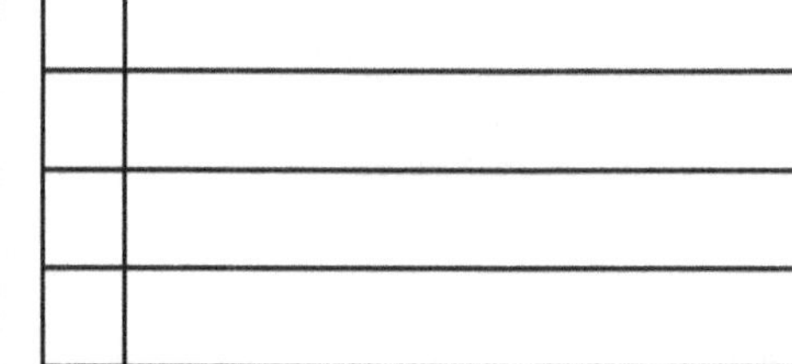

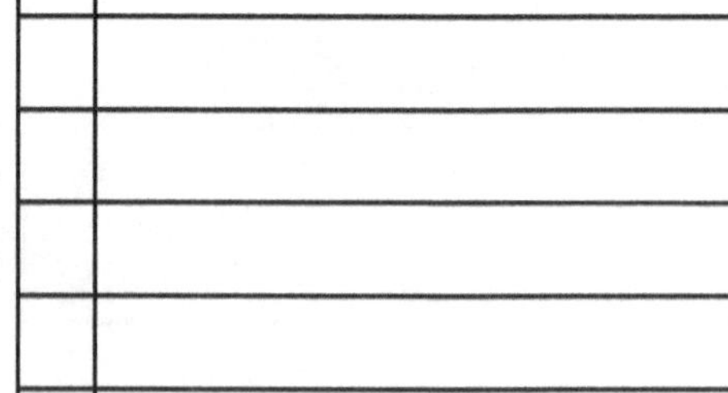

Gericht

Zutaten

Montag

Dienstag

Mittwoch

Donnerstag

Freitag

Samstag

Sonntag

Gericht

Montag

Dienstag

Mittwoch

Donnerstag

Freitag

Samstag

Sonntag

Zutaten

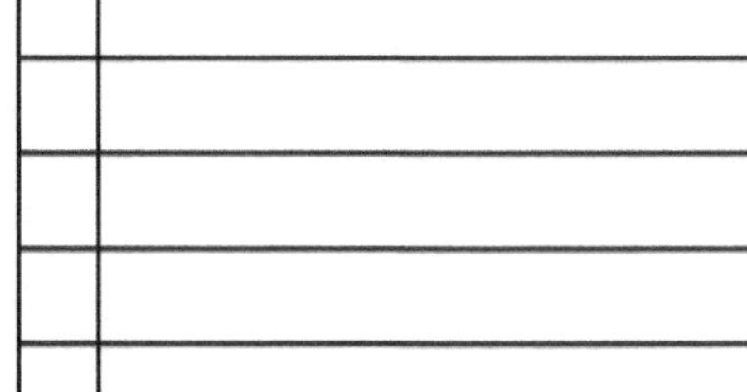

Gericht

Montag

Dienstag

Mittwoch

Donnerstag

Freitag

Samstag

Sonntag

Zutaten

Gericht

<table>
<tr><td>Montag</td></tr>
<tr><td>Dienstag</td></tr>
<tr><td>Mittwoch</td></tr>
<tr><td>Donnerstag</td></tr>
<tr><td>Freitag</td></tr>
<tr><td>Samstag</td></tr>
<tr><td>Sonntag</td></tr>
</table>

Zutaten

Gericht

Zutaten

Montag

Dienstag

Mittwoch

Donnerstag

Freitag

Samstag

Sonntag

Gericht

Montag

Dienstag

Mittwoch

Donnerstag

Freitag

Samstag

Sonntag

Zutaten

Gericht

Zutaten

Montag

Dienstag

Mittwoch

Donnerstag

Freitag

Samstag

Sonntag

Gericht

Zutaten

Montag

Dienstag

Mittwoch

Donnerstag

Freitag

Samstag

Sonntag

Gericht

| Montag |

| Dienstag |

| Mittwoch |

| Donnerstag |

| Freitag |

| Samstag |

| Sonntag |

Zutaten

Gericht

Zutaten

Montag

Dienstag

Mittwoch

Donnerstag

Freitag

Samstag

Sonntag

Gericht

Montag

Dienstag

Mittwoch

Donnerstag

Freitag

Samstag

Sonntag

Zutaten

Gericht

Montag

Dienstag

Mittwoch

Donnerstag

Freitag

Samstag

Sonntag

Zutaten

Gericht

Montag

Dienstag

Mittwoch

Donnerstag

Freitag

Samstag

Sonntag

Zutaten

Gericht

Montag

Dienstag

Mittwoch

Donnerstag

Freitag

Samstag

Sonntag

Zutaten

Gericht

Zutaten

Montag

Dienstag

Mittwoch

Donnerstag

Freitag

Samstag

Sonntag

<table>
<tr><td>Gericht</td><td>Zutaten</td></tr>
</table>

Gericht

Montag

Dienstag

Mittwoch

Donnerstag

Freitag

Samstag

Sonntag

Zutaten

Gericht

Montag

Dienstag

Mittwoch

Donnerstag

Freitag

Samstag

Sonntag

Zutaten

<table>
<tr><th>Gericht</th><th>Zutaten</th></tr>
</table>

Gericht

Montag

Dienstag

Mittwoch

Donnerstag

Freitag

Samstag

Sonntag

Gericht

Montag

Dienstag

Mittwoch

Donnerstag

Freitag

Samstag

Sonntag

Zutaten

Gericht

Zutaten

Montag

Dienstag

Mittwoch

Donnerstag

Freitag

Samstag

Sonntag

Gericht

Montag

Dienstag

Mittwoch

Donnerstag

Freitag

Samstag

Sonntag

Zutaten

Gericht

Montag

Dienstag

Mittwoch

Donnerstag

Freitag

Samstag

Sonntag

Zutaten

Gericht | Zutaten

Montag

Dienstag

Mittwoch

Donnerstag

Freitag

Samstag

Sonntag

Gericht | Zutaten

Montag

Dienstag

Mittwoch

Donnerstag

Freitag

Samstag

Sonntag

Gericht

Montag

Dienstag

Mittwoch

Donnerstag

Freitag

Samstag

Sonntag

Zutaten

Gericht

Montag

Dienstag

Mittwoch

Donnerstag

Freitag

Samstag

Sonntag

Zutaten

Gericht
Zutaten
Montag
Dienstag
Mittwoch
Donnerstag
Freitag
Samstag
Sonntag

Gericht | Zutaten

Montag

Dienstag

Mittwoch

Donnerstag

Freitag

Samstag

Sonntag

<table>
<tr><td><h2>Gericht</h2></td><td><h2>Zutaten</h2></td></tr>
</table>

Gericht (dishes)

- Montag
- Dienstag
- Mittwoch
- Donnerstag
- Freitag
- Samstag
- Sonntag

Zutaten (ingredients)

Gericht   Zutaten

Montag

Dienstag

Mittwoch

Donnerstag

Freitag

Samstag

Sonntag

Gericht

Zutaten

Montag

Dienstag

Mittwoch

Donnerstag

Freitag

Samstag

Sonntag

Gericht

Zutaten

Montag

Dienstag

Mittwoch

Donnerstag

Freitag

Samstag

Sonntag

Gericht

Montag

Dienstag

Mittwoch

Donnerstag

Freitag

Samstag

Sonntag

Zutaten

Gericht

Montag

Dienstag

Mittwoch

Donnerstag

Freitag

Samstag

Sonntag

Zutaten

Gericht
Zutaten
Montag
Dienstag
Mittwoch
Donnerstag
Freitag
Samstag
Sonntag

Gericht

| Zutaten |

Montag

Dienstag

Mittwoch

Donnerstag

Freitag

Samstag

Sonntag

Gericht

Montag

Dienstag

Mittwoch

Donnerstag

Freitag

Samstag

Sonntag

Zutaten

Gericht

Montag

Dienstag

Mittwoch

Donnerstag

Freitag

Samstag

Sonntag

Zutaten

Gericht

Zutaten

Montag

Dienstag

Mittwoch

Donnerstag

Freitag

Samstag

Sonntag

Gericht

Zutaten

Montag

Dienstag

Mittwoch

Donnerstag

Freitag

Samstag

Sonntag

Gericht

Montag

Dienstag

Mittwoch

Donnerstag

Freitag

Samstag

Sonntag

Zutaten

<table>
<tr><td>

Gericht

Montag

Dienstag

Mittwoch

Donnerstag

Freitag

Samstag

Sonntag

</td><td>

Zutaten

</td></tr>
</table>

Gericht	Zutaten
Montag	
Dienstag	
Mittwoch	
Donnerstag	
Freitag	
Samstag	
Sonntag	

<table>
<tr><td>

Gericht

</td><td>

Zutaten

</td></tr>
</table>

Montag

Dienstag

Mittwoch

Donnerstag

Freitag

Samstag

Sonntag

Gericht

Montag

Dienstag

Mittwoch

Donnerstag

Freitag

Samstag

Sonntag

Zutaten

Gericht | Zutaten

Montag

Dienstag

Mittwoch

Donnerstag

Freitag

Samstag

Sonntag

Gericht

Zutaten

Montag

Dienstag

Mittwoch

Donnerstag

Freitag

Samstag

Sonntag

Gericht

Montag

Dienstag

Mittwoch

Donnerstag

Freitag

Samstag

Sonntag

Zutaten

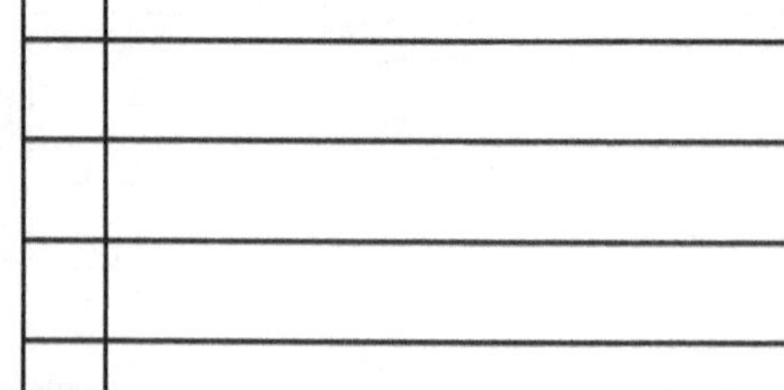

Gericht

Montag

Dienstag

Mittwoch

Donnerstag

Freitag

Samstag

Sonntag

Zutaten

Gericht

Zutaten

Montag

Dienstag

Mittwoch

Donnerstag

Freitag

Samstag

Sonntag

Gericht

Montag

Dienstag

Mittwoch

Donnerstag

Freitag

Samstag

Sonntag

Zutaten

Gericht | Zutaten

Montag

Dienstag

Mittwoch

Donnerstag

Freitag

Samstag

Sonntag

Gericht
Zutaten
Montag
Dienstag
Mittwoch
Donnerstag
Freitag
Samstag
Sonntag

Gericht

Montag

Dienstag

Mittwoch

Donnerstag

Freitag

Samstag

Sonntag

Zutaten

Gericht

Zutaten

Montag

Dienstag

Mittwoch

Donnerstag

Freitag

Samstag

Sonntag

Gericht

Zutaten

Montag

Dienstag

Mittwoch

Donnerstag

Freitag

Samstag

Sonntag

Gericht

Zutaten

Montag

Dienstag

Mittwoch

Donnerstag

Freitag

Samstag

Sonntag

Gericht

Montag

Dienstag

Mittwoch

Donnerstag

Freitag

Samstag

Sonntag

Zutaten

Gericht

Montag

Dienstag

Mittwoch

Donnerstag

Freitag

Samstag

Sonntag

Zutaten

Gericht | Zutaten

Montag

Dienstag

Mittwoch

Donnerstag

Freitag

Samstag

Sonntag

Gericht

Montag

Dienstag

Mittwoch

Donnerstag

Freitag

Samstag

Sonntag

Zutaten

Gericht

Zutaten

Montag

Dienstag

Mittwoch

Donnerstag

Freitag

Samstag

Sonntag

Gericht

Zutaten

Montag

Dienstag

Mittwoch

Donnerstag

Freitag

Samstag

Sonntag

IMPRESSUM

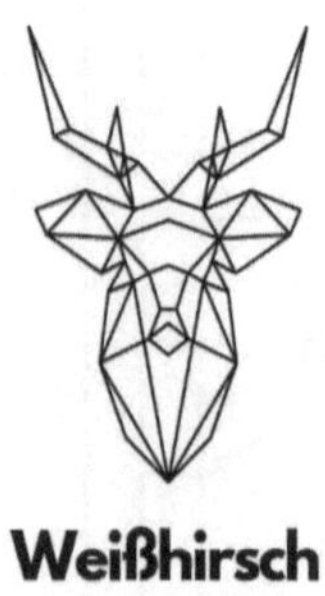

www.ingramcontent.com/pod-product-compliance
Lightning Source LLC
Chambersburg PA
CBHW030356280726

48655CB00019B/2082